Do-In
Entspannt und fit durch den Tag

von Sakina K. Sievers und Nirgun W. Loh

Illustrationen: Aruna Palitzsch-Schulz

ShenDo Verlag

Wichtiger Hinweis

Die in diesem Büchlein vorgestellten Übungen sollten nicht angewendet werden bei allen akuten, ungeklärten Beschwerden.

Bei schwerwiegenden Erkrankungen, Bandscheibenvorfällen und ungeklärten Schmerzzuständen sollte auf jeden Fall ein Arzt oder Heilpraktiker zu Rate gezogen werden.

5. Auflage 2024

Wolfgang Loh
Dorfstraße 24 A
23948 Stellshagen

Internet: www.shendo-verlag-institut.de

Illustrationen und Layout: Aruna Palitzsch-Schulz
Abbildung Umschlaginnenseite: # 21634158 – © fotolia.com
Lektorat: Dhirendra M. Thomae
Printed in Germany
ISBN 978-3-943986-10-5

Do-In
Ein Weg zu Gesundheit und Lebensfreude

Es ist wichtig, dass wir uns beim Arbeiten, Autofahren und anderen Beschäftigungen des Alltags, die uns Zeitdruck, Stress und Hektik bringen, immer wieder daran erinnern, eine Pause einzulegen, eine kleine Übung zu machen und einfach mal abzuschalten.

Viele von uns üben eine sitzende Tätigkeit aus – und das oft in einer ungünstigen Körperhaltung. Wir bewegen uns nicht genug, um unseren Körper gesund zu erhalten. Unsere Atmung ist flach und die Verdauungsorgane werden dadurch nicht genug von innen massiert. Sie werden stattdessen zusammengedrückt und sind in ihrer Aktivität eingeschränkt. Der Kreislauf funktioniert auf Sparflamme.

Durch das regelmäßige Praktizieren von Körperübungen können wir unsere Vitalität zurückgewinnen, Wohlbefinden und Lebensfreude stärken und unsere seelisch-emotionale Ausgeglichenheit unterstützen. In einem vollgefüllten Alltag, wo wir mit vielerlei Dingen beschäftigt sind, bringen die Übungen uns wieder in Kontakt mit uns selbst.

Do-In stärkt den Körper, baut Lebenskraft auf, beugt Krankheiten vor und vertreibt Müdigkeit. Man fühlt sich hinterher frischer und lebendiger. Do-In fördert den Energiefluss entlang der Energieleitbahnen (Meridiane) und hilft so, den Körper wieder ins Gleichgewicht zu bringen.

Dieses Selbsthilfeprogramm ist jederzeit leicht durchzuführen und sehr wirksam bei regelmäßigem Praktizieren. Du brauchst nur ein paar Minuten Zeit für dich. Viele Übungen kannst du ganz spontan anwenden, wann immer du sie brauchst, wenn du dich müde oder lustlos fühlst oder bei der Arbeit entdeckst, dass du dich verspannst. Dann sind diese kleinen Übungen eine große Hilfe und vermindern Anspannung und Steifheit.

Wenn du lange nicht praktiziert hast, gehe langsam an die vorgestellten Übungen heran. Mache lieber wenige Übungen regelmäßig, anstatt nur ab und zu die ganze Übungsreihe mit Anstrengung durchzuziehen.

Wir wünschen dir viel Freude beim Ausprobieren!

Für die Übungen im Stehen

Stelle dich aufrecht hin, die Füße parallel und etwa schulterbreit auseinander, die Knie leicht gebeugt. So bist du gut geerdet. Stelle dir am Scheitelpunkt des Kopfes einen »Himmelsfaden« vor, der deine Wirbelsäule aufrichtet und dich gerade sein lässt. Lasse deine Schultern nach unten sinken und öffne leicht den Mund, sodass der Kiefer entspannen kann. Während der Dauer der Übung achte immer wieder auf deine Position.

Dein Blick ist weich nach vorne auf den Horizont gerichtet. Atme ein durch die Nase und aus durch den leicht geöffneten Mund. Atmung und Bewegung fließen harmonisch zusammen. Lasse den Atem tief in deinen Bauch (Hara) sinken.

Du brauchst für die Übungen nicht viel Kraft aufwenden. Gehe behutsam in die Dehnungen hinein und löse dich ebenso sanft wieder aus ihnen. Wenn du dich bei den Übungen überanstrengst, machst du etwas falsch.

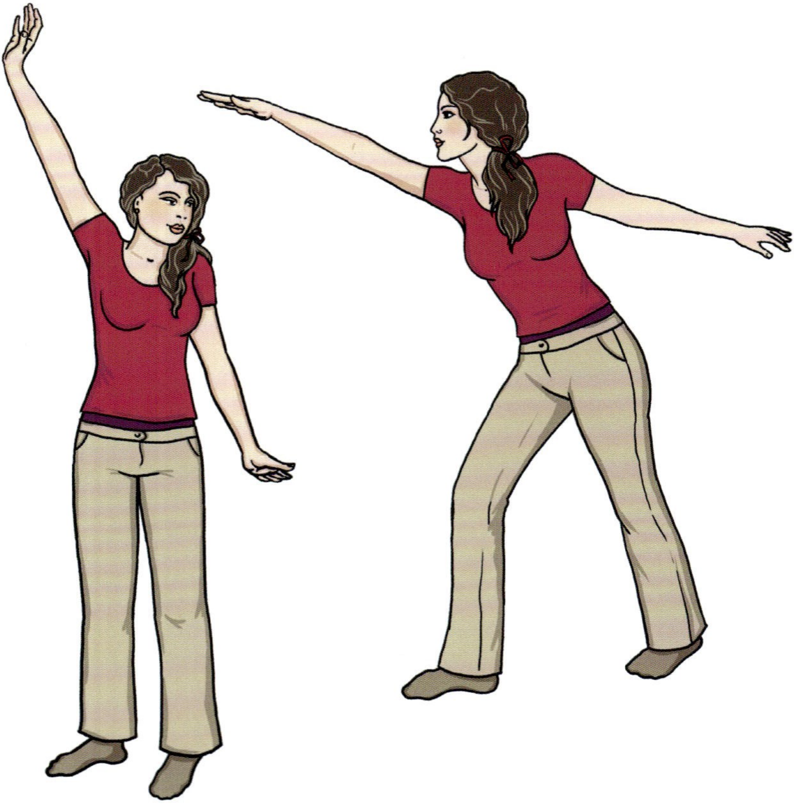

In die Weite atmen - Dehnen in den Raum

Schon gleich nach dem Aufwachen kannst du mit dieser Übung beginnen, noch während du im Bett liegst. Dehne dich in alle Richtungen, räkele und strecke dich wie eine Katze. Dehne genüsslich Arme, Beine und den Rumpf. Du kannst dabei herzhaft gähnen oder seufzen. Auch nach dem Aufstehen nimm dir einen Moment, um so viele Gliedmaßen wie möglich bewusst zu strecken.

• **Wirkung**

Die Dehnungen regen die Atmung an und fördern die Durchblutung. Sie schmieren und stärken die Gelenke und halten Sehnen und Bänder geschmeidig. Sie geben inneren Raum und heben die Motivation den Tag zu beginnen.

Gähnen entspannt nicht nur die Kaumuskeln, sondern wirkt sich wohltuend auf den ganzen Körper aus.

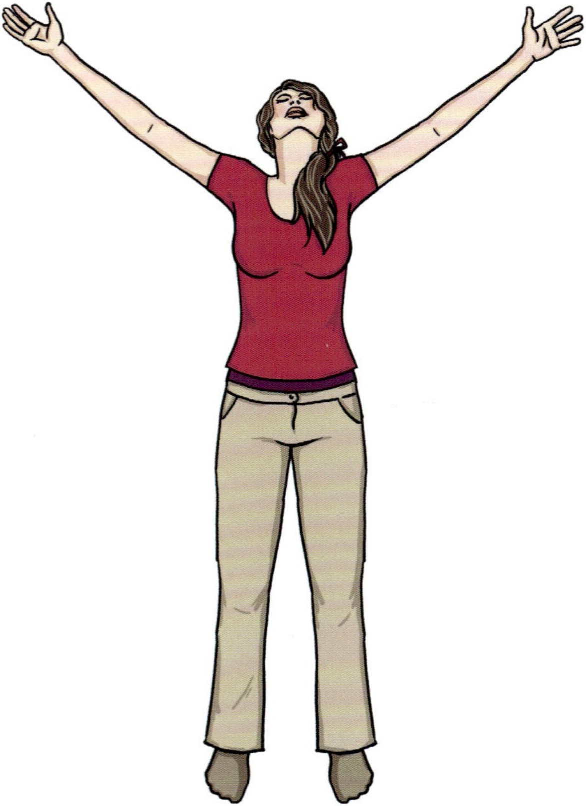

Den Tag willkommen heißen
Die Arme öffnen

Stehe aufrecht und richte deine Aufmerksamkeit auf deinen Atem, mit dem du nicht nur Sauerstoff, sondern auch die Lebensenergie Qi in dich aufnimmst. Mit einem tiefen Atemzug breite die Arme wie große Flügel in V-Form nach oben aus. Die Schultern bleiben dabei entspannt. Hebe den Kopf leicht an und begrüße den Tag mit einem kraftvollen, zuversichtlichen (J)AAA.

• **Wirkung**

Die Übung weitet die Lunge, vertieft die Atmung, öffnet die Brust und das Herz. Sie verstärkt das Ja zum Leben und ist damit eine große Kraftquelle.

Durch das Öffnen der Arme wird der Lungenmeridian von der Vorderseite der Schulter über die Innenseite der Arme bis zum Daumen gedehnt. Das unterstützt die »Lungenqualitäten« Lebensmut und Zuversicht. Gleichzeitig wird der Herzmeridian von der Achselhöhle bis zum kleinen Finger stimuliert. Das schenkt uns Offenheit und Lebensfreude.

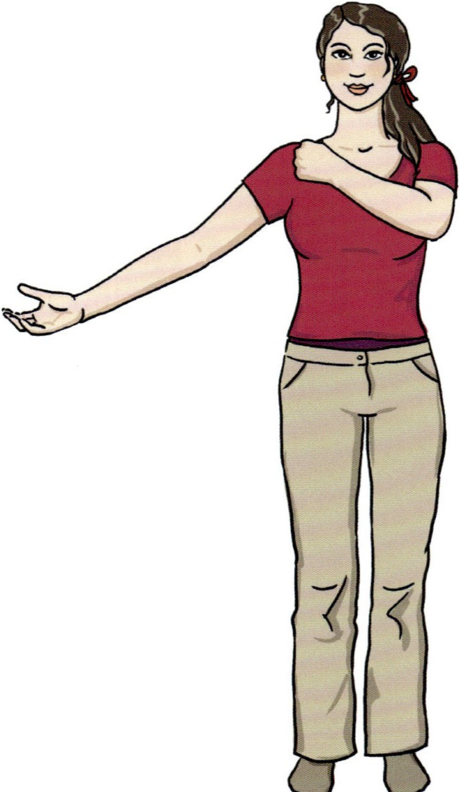

»Energiewecker« - Den Körper abklopfen

Stehe aufrecht und klopfe mit einer leicht gewölbten Handfläche oder einer lockeren Faust – die Handgelenke sind dabei locker – den ganzen Körper ab. Beginne mit der rechten Hand auf der linken Schulter, klopfe von dort die Innenseite des Arms hinunter zur Hand und die Außenseite zurück zur Schulter. Jetzt klopfe die Flanke und die Außenseite des Beins herunter und die Innenseite wieder aufwärts. Klopfe weiter über die Mitte der Körpervorderseite nach oben und wiederhole die Abfolge auf der rechten Seite. Klopfe dann mit beiden Händen den Po und die Rückseite der Beine hinab.

- **Wirkung**

In der beschriebenen Reihenfolge wird die Energie im Verlauf der Leitbahnen »geweckt« und kommt so in Schwung.

Belebt den ganzen Körper, erfrischt, wirkt wie ein Muntermacher, aktiviert die Muskeln, fördert die Durchblutung, stärkt die Abwehrenergie. Hilfreich, wenn du dich müde oder erschöpft, steif und angespannt fühlst.

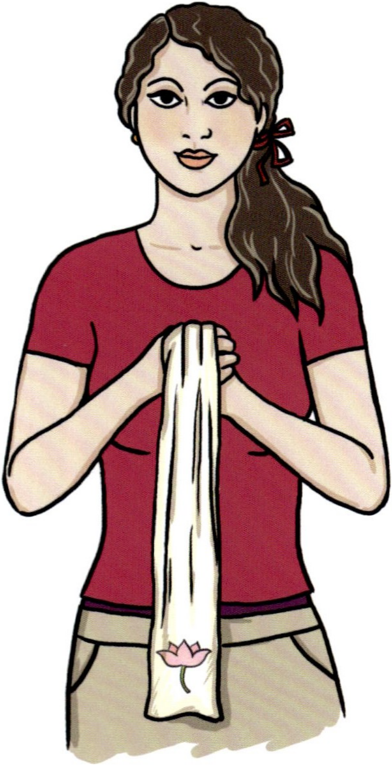

»Reissackklopfen«
Den Rücken entspannen

Fülle einen etwa 80 cm langen und 12 cm breiten Stoffschlauch mit ein bis zwei Handvoll Reis (je nach Bedarf) und knote ihn am oberen Ende zu.

Stehe aufrecht und lass deinen Körper entspannt und locker aus den Hüften heraus um die eigene Achse schwingen. Der Reissack, den du vor der Brust mit beiden Händen hältst, schwingt so um deinen Körper herum und klopft auf deine Wirbelsäule. Klopfe mit dieser pendelnden Bewegung einige Minuten lang den ganzen Rücken vom Bereich zwischen den Schulterblättern bis nach unten zum Kreuzbein ab.

• Wirkung

Wir haben nur wenige Möglichkeiten, selbst unseren Rücken zu massieren, der in manchen Bereichen angespannt, an anderen energie- und kraftlos ist. Mit dem schwingenden Reissack können wir auf spielerische Weise all diese verschiedenen Zonen erreichen, sie entspannen oder energetisieren.

Regt die Durchblutung und den Energiefluss an, lockert die Muskulatur, löst Verspannungen und leitet Schlackenstoffe aus.

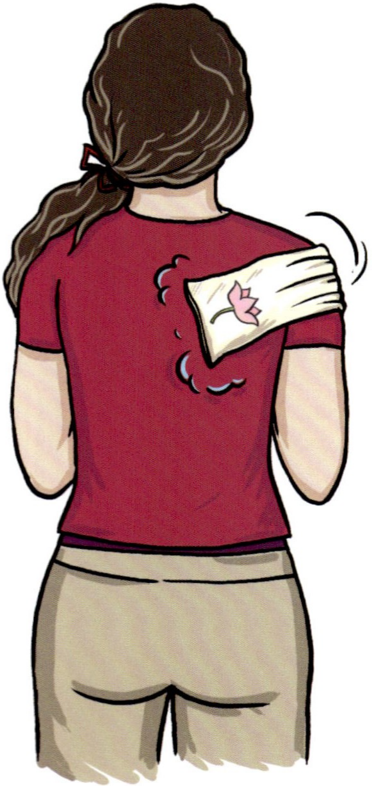

»Reissackklopfen« »Zone des gebrochenen Herzens«

Schwinge den Reissack jetzt rechts und links auf die Muskelstränge neben der Wirbelsäule den Rücken hinunter. Klopfe besonders den Bereich zwischen Schulterblättern und Wirbelsäule und auch direkt auf die Schulterblätter.

• **Wirkung**

Manchmal tragen wir einen unsichtbaren Rucksack auf dem Rücken, angefüllt mit Ärger, Angst, Frustration und belastender Verantwortung. Der obere Rücken, die Schultern und die Schulterblätter werden dadurch angespannt und hart. Es ist eine Zone, die im normalen Leben wenig bewegt wird und als erstes altert.

Zwischen den Schulterblättern liegt die »Zone des gebrochenen Herzens«, die verhärtet, wenn wir uns vor unseren Gefühlen verschließen. Sie wird auch »undankbare Zone« genannt. In diesem Bereich beginnt man sich zu krümmen und zu sperren, wenn man keine Dankbarkeit für die Geschenke und Herausforderungen des Lebens empfindet.

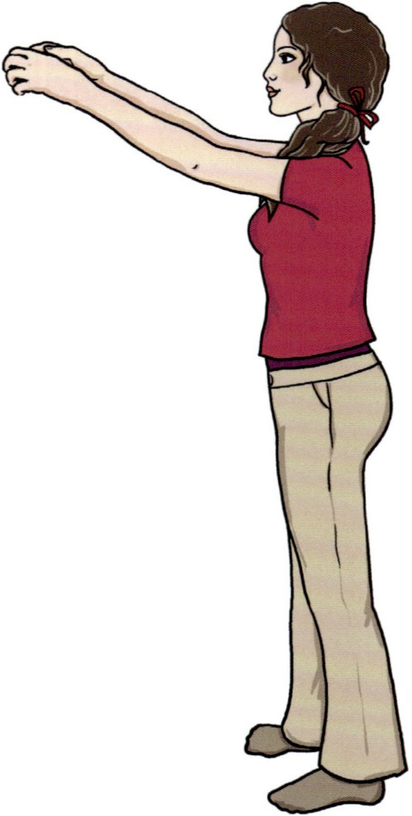

»Meisterübung« - Die Arme schwingen

Stehe aufrecht und schwinge mit dem Einatmen die Arme parallel zu deinem Körper nach vorne und oben, mit dem Ausatmen lasse sie nach unten und hinten fallen. Das kräftige Ausatmen, durch das du möglichst viel verbrauchte Luft nach außen bringst, lässt dich dann wieder tief einatmen und die Arme nach oben bringen. So entsteht eine schwungvolle, rhythmische und fließende Pendelbewegung. Der Oberkörper ist dabei aufrecht, die Schultern bleiben entspannt und der untere Teil deines Körpers ist gut geerdet. Nach einigen Minuten lasse die Arme langsam ausschwingen und die Bewegung zur Ruhe kommen.

- **Wirkung**

Das Schwingen der Arme ist eine ebenso einfache wie wirkungsvolle Übung, weswegen sie »Meisterübung« genannt wird.

Bewegt und dehnt den Körper, baut Lebensenergie auf, vertieft die Atmung, erhöht die Aufnahme von Sauerstoff, regt den Kreislauf an, stärkt das Immunsystem und beugt so Erkältungskrankheiten vor.

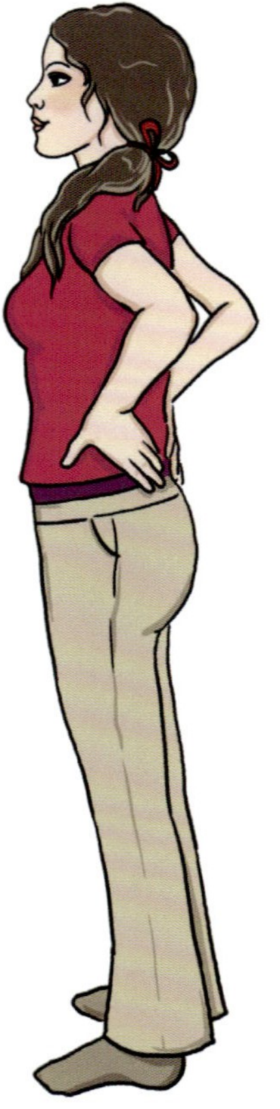

Das Lebensfeuer entfachen
Den unteren Rücken reiben

Reibe deine Hände aneinander bis sie warm sind und lege sie in den Bereich des unteren Rückens. Beginne nun mit den Handflächen den ganzen Lendenbereich auf und ab zu reiben, bis dort eine angenehme Wärme entsteht. Lege hier anschließend beide Hände auf und spüre, wie die Wärme ins Innere deines Körpers dringt. Im unteren Rücken in Höhe der Taille, rechts und links neben der Wirbelsäule, liegt der Akupressurpunkt Blase 23 »Meer der Vitalität«, der dadurch angeregt wird.

- **Wirkung**

Der Akupressurpunkt Blase 23 wirkt allgemein stärkend. Er verbessert die körperliche Kondition, fördert die Regeneration und entspannt und energetisiert den unteren Rücken. Das gilt auch für den Akupressurpunkt Lenkergefäß 4 »Tor des Lebens«, der auf gleicher Höhe in der Taillenlinie direkt auf der Wirbelsäule liegt.

Hilfreich bei Antriebslosigkeit, fehlender Wärme, kalten Füßen, bei Kälte und Steifheit im unteren Rücken.

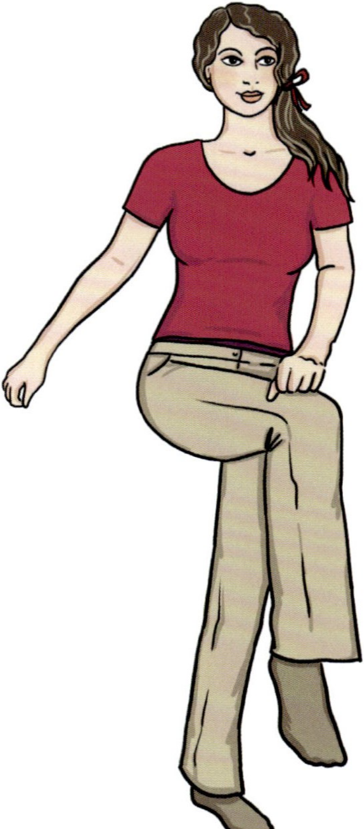

Die Gehirnhälften ausgleichen

Stehe aufrecht und beginne, auf der Stelle zu gehen. Hebe dabei die Knie an und klopfe jeweils mit der gegenüberliegenden Hand auf den Oberschenkel. Die andere Hand schwingt dabei auf den unteren Rücken oder auf das Kreuzbein.

• Wirkung

Bei der Arbeit am Schreitisch beanspruchen wir besonders die linke Gehirnhälfte, die für das logische Denken, Rationalität, Fakten und Analysen zuständig ist. Die rechte Gehirnhälfte hingegen kennt Kreativität, Fantasie, Intuition und das Gefühl der Zeitlosigkeit und wird häufig vernachlässigt. Diese einseitige Belastung strengt an und macht müde.

Die einfache Übung bringt die beiden Gehirnhälften wieder mehr ins Gleichgewicht. Sie wirkt ausgleichend, harmonisierend und stärkt die Leistungsfähigkeit des Gehirns.

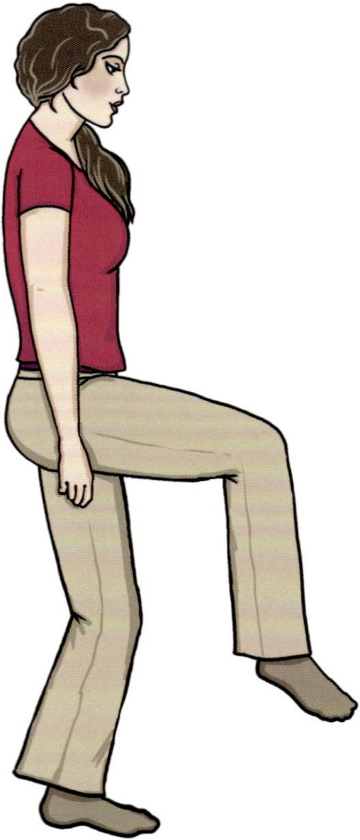

Die Gelenke lockern

Stehe aufrecht, hebe ein Bein an und kreise zunächst nur den Fuß, dann den Unterschenkel. Stelle das Bein ab und spüre den Unterschied zum anderen Bein, bevor du dort die Übung wiederholst. Finde dann einen sicheren Stand und kreise das Becken und anschließend die Schultern in beide Richtungen.

Nun rotiere den Kopf sanft, einmal links, einmal rechts herum. Finde heraus welche Richtung dir leichter fällt und kreise dann als erstes in diese Richtung. Bevor du die Richtung wechselst, lasse den Kopf eine Weile in der Mitte ruhen.

• **Wirkung**

Wenn wir uns zu wenig bewegen oder einseitig belasten, werden die Gelenke steif und unbeweglich, wie bei einem Gewinde, das wir zu fest gedreht haben. Durch diese verschlossene Schleuse gelangt nicht genügend Energie in die dahinter liegenden Körperteile und es können sich Ablagerungen bilden. Durch die kreisenden Bewegungen werden die Gelenke geschmeidig und erlangen wieder ihre natürliche Flexibilität.

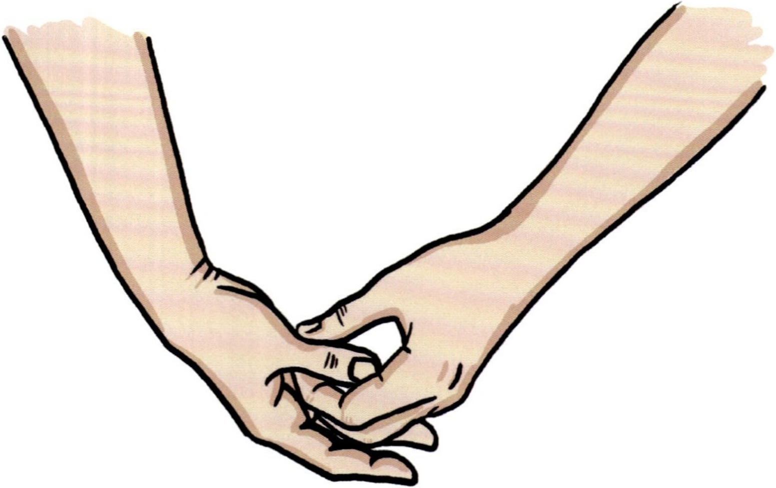

Handmassage

Reibe die Hände, die Handgelenke und die Fingernägel aneinander, um alles gut zu durchbluten und zu beleben.

Massiere mit dem Daumen in kleinen, kreisenden Bewegungen die Handinnenfläche der anderen Hand. Drücke jeden Finger einzeln an den Seiten und oben und unten.

Umfasse den Daumen, schiebe ihn in Richtung Gelenk und ziehe ihn anschließend wieder nach außen. Wiederhole diese kleine Bewegung mehrmals, auch bei den anderen Fingern. Wenn du mit einer Hand fertig bist, lege sie auf deinen Oberschenkel und spüre ihre Weite und Entspannung. Dann wiederhole alles an der anderen Hand.

- **Wirkung**

Die Hände sind über die Nervenbahnen mit dem Gehirn verbunden. Wenn die Finger hart und verspannt sind, werden auch die Gedanken unflexibel und starr. Dagegen halten lebendige und weiche Hände auch den Geist aktiv und beweglich.

Die Massage der Hände stimuliert die Reflexzonen und einige wichtige Akupressurpunkte.

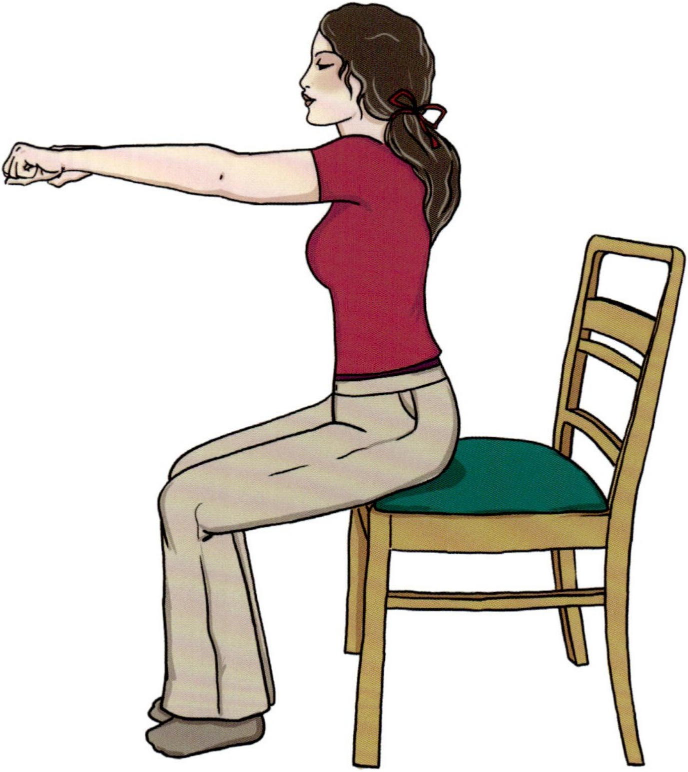

»Hecheln, Bellen, Eisenbahn«
Das Zwerchfell lockern

Hecheln: Sitze bequem und aufrecht und hechle mit geöffnetem Mund ein bis zwei Minuten lang. Stelle dir dazu vor, dass du ein Hund bist, der gerade herumgetobt ist.
Bellen: Belle eine Minute lang wie ein Hund.
Eisenbahn: Strecke mit dem Ausatmen deine Arme schwungvoll nach vorne aus und mache den Laut »schsch«. Mit dem Einatmen ziehe die Arme angewinkelt zurück. Wie eine alte Dampflok, die nur langsam in Fahrt kommt, beginne mit einem ruhigen Tempo und werde dann allmählich schneller. Lasse nach ein bis zwei Minuten die Bewegung langsam ausklingen.

• Wirkung

Lockert und entspannt das Zwerchfell, vergrößert den Atemraum, erleichtert die Atmung und gibt Kraft und Zuversicht. Hilfreich bei flacher Atmung, zusammengezogener Körperhaltung mit vorgebeugten Schultern und bei Energiemangel.

Diese Übungen sind empfehlenswert, wenn deine Atmung eher oberflächlich ist und du Schwierigkeiten hast, tief in den Bauch zu atmen.

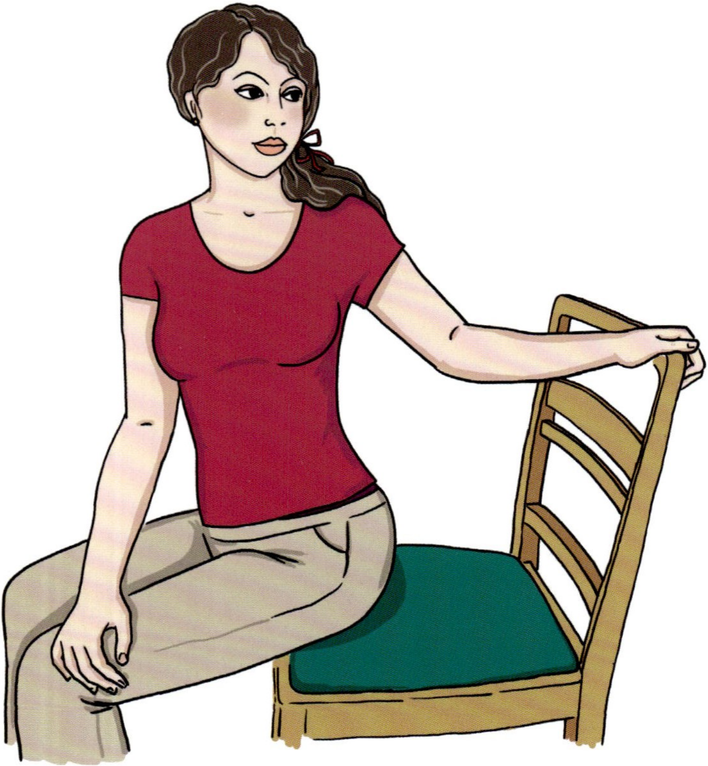

Den Rücken dehnen

Diese Dehnung kannst du auch an deinem Arbeitsplatz durchführen. Setze dich aufrecht vorne auf deinen Bürostuhl, deine Füße stehen flach auf dem Boden. Drehe Kopf und Oberkörper nach links. Greife mit der linken Hand die Rückenlehne des Stuhls und dehne dich behutsam nach hinten, die andere Hand liegt locker auf deinem Oberschenkel. Drehe den Kopf noch weiter nach hinten, als wolltest du schauen was hinter dir los ist. Halte die Dehnung ein paar tiefe Atemzüge lang und gehe dann langsam zurück in die Ausgangsposition, bevor du dich zur anderen Seite dehnst.

• **Wirkung**

Öffnet den Rücken, befreit die Atmung, löst Steifheit im unteren Rücken und verbessert deine Haltung auf dem Bürostuhl.

Wenn wir lange am Schreibtisch gesessen haben und unsere Bewegungen »eingerostet« sind wie bei einem alten Roboter, schafft diese Übung wieder mehr Beweglichkeit.

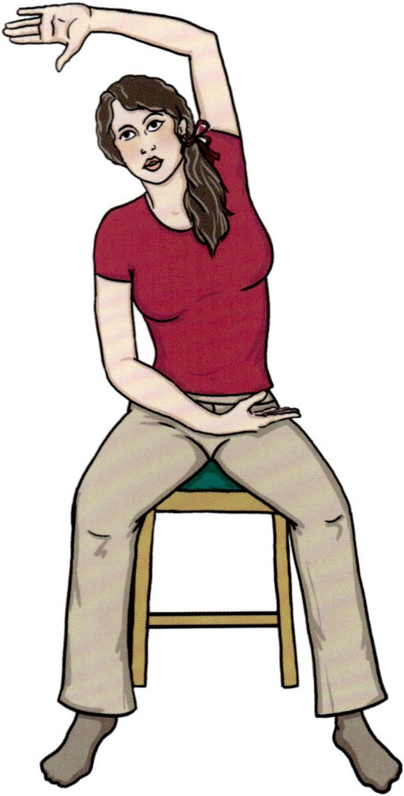

Die Seitenbeuge - Den Brustkorb weiten

Sitze aufrecht auf einem Stuhl, lege die linke Hand entspannt in deinen Schoß und hebe den rechten Arm quer über den Kopf. Dehne die rechte Seite, indem du den rechten Arm weiter nach links beugst. Strecke dich langsam weiter und halte diese Position für ein paar tiefe Atemzüge. Der Rücken bleibt dabei aufrecht und knickt nicht nach vorne ab. Dann reibe und klopfe mit der linken Hand die rechte Flanke, komme zurück zur Mitte und wiederhole die Übung auf der anderen Seite.

• **Wirkung**

Löst die Steifheit, die am Arbeitsplatz entstehen kann, wenn wir zu lange in einer starren Sitzposition verharren, vertieft die Atmung und weitet die Flanke.

Bewirkt eine intensive Massage aller in der Körpermitte liegenden Organe: Leber, Gallenblase, Milz, Bauchspeicheldrüse und Magen. Besonders wohltuend für die Gallenblase – der Gallenblasenmeridian verläuft zickzackartig über die Körperseite und wird durch die Dehnung stimuliert.

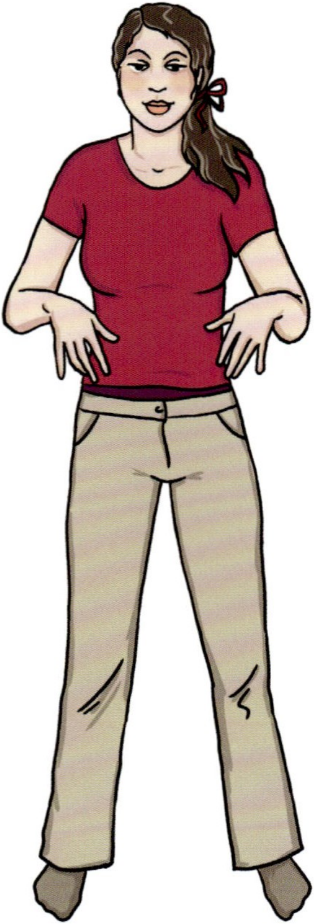

Alles loslassen - Den Körper ausschütteln

Stehe aufrecht, finde einen sicheren Stand auf einem Bein, hebe das andere Bein etwas an und schüttele den Fuß mit lockerem Knie- und Fußgelenk aus. Schüttele danach das ganze Bein von der Hüfte aus. Stelle dann das Bein wieder auf und spüre hinein, bevor du zur anderen Seite wechselst.

Schüttele die Arme, beginne mit den Handgelenken, als wolltest du etwas aus deinen Händen herausschütteln, dann die Unterarme von den Ellenbogen aus und die ganzen Arme von den Schultern her.

Schüttele nun den ganzen Körper aus. Stelle dir vor, ein Hund zu sein, der von einem Bad im See ans Ufer zurückkehrt und sich ausschüttelt.

- **Wirkung**

Lockert die Muskeln und Gelenke, baut Spannungen ab, bringt den Energiefluss in Bewegung, lockert Beine, Becken, Schultern und Arme. Unterstützt die Körperstatik, fördert die Flexibilität der Wirbelsäule und wärmt die Hände.

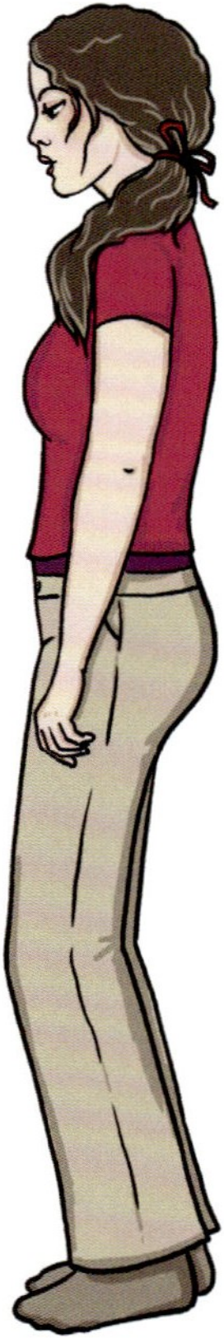

Alles loslassen
Das Schütteln geschehen lassen

Stehe aufrecht und schüttele deinen Körper durch eine weiche, rhythmische Bewegung aus den Knien und der Hüfte. Das Lockern und Loslassen setzt sich über die ganze Wirbelsäule und den Nacken bis zum Kopf fort, wo der Mund leicht geöffnet und der Unterkiefer entspannt ist, und weiter über die Schultern zu den Armen, Händen und Fingern. Das Schütteln, das du am Anfang noch »machst«, kann sich nach einer Weile verselbstständigen, sodass die Bewegung wie von alleine geschieht.

Nach ein paar Minuten lasse das Schwingen ausklingen. Bleibe noch eine Weile stehen und spüre in deinen Körper.

- **Wirkung**

Leitet aus, was wir loswerden möchten, erlaubt das Geschehenlassen. Wirkt zugleich anregend, da es den Energiefluss verstärkt, als auch entspannend, da körperliche und geistige Anspannung gelöst werden.

In der bekannten Kundalini-Meditation des Mystikers Osho ist das passive Schütteln ein zentraler Bestandteil.

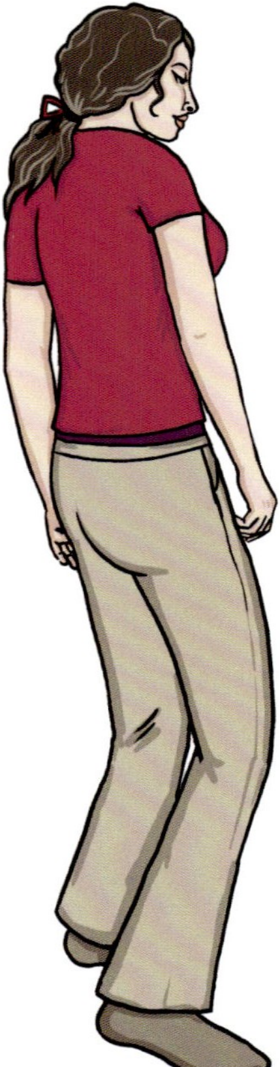

Die »Meeresalge« - Sich bewegen lassen

Schließe die Augen und stelle dir vor, eine Alge im Meer zu sein. Deine Füße stehen dabei sicher und fest auf dem Boden, als wären sie dort verankert wie die Wurzeln einer Alge im Meeresgrund. Öffne leicht den Mund, sodass sich dein Gesicht entspannen kann. Richte nun deine Aufmerksamkeit auf den Atem und beobachte die Regung, die durch die Atembewegung entsteht. Vielleicht erwächst daraus ein Impuls für eine Bewegung deines Körpers. Nimm wahr, was von alleine passiert. Es kann sein, dass sich nur der kleine Finger bewegt oder aber größere Bewegungen entstehen. Wie eine Alge, die in den Wellen hin und her schwingt, lässt auch du dich bewegen. Dein sicherer Stand macht dich flexibel und anpassungsfähig, sodass du jedem Impuls nachgeben kannst.

- **Wirkung**

Die meiste Zeit des Tages sind wir die »Macher« und dabei mental und körperlich angespannt. Bei dieser Übung hingegen gibt es nichts zu erreichen und nichts zu tun.

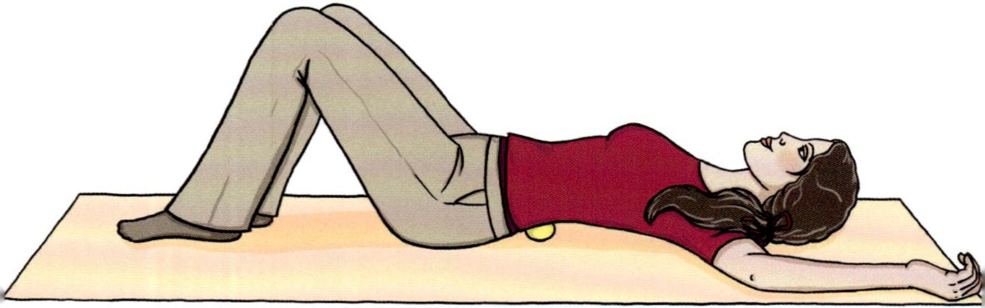

»Tennisballshiatsu«
Den Rücken entspannen

Lege dich mit dem Rücken auf eine harte bis mittelweiche Unterlage. Stelle deine Füße auf, wodurch die Beine angewinkelt werden. Lege einen Tennisball unter dein Kreuzbein und lass dein Gewicht darauf sinken. Bewege nun die Hüften vorsichtig hin und her, sodass das ganze Kreuzbein massiert wird.

Dann hole den Tennisball hervor und lege ihn auf eine Seite zwischen Schulterblatt und Wirbelsäule. Lass dein Gewicht langsam auf den Ball sinken, bis ein gut erträglicher »Wohlweh«-Druck auf die Muskulatur neben der Wirbelsäule ausgeübt wird. Atme dabei ruhig und tief. Nach einer Weile verschiebe den Ball etwas weiter nach unten und verweile wieder. Gehe auf diese Weise den ganzen Rücken hinunter bis zum Kreuzbein, und wiederhole dann den Ablauf auf der anderen Seite.

- **Wirkung**

Entlastet einen harten, verspannten Rücken, löst zusammengezogene und feste Rückenmuskeln.

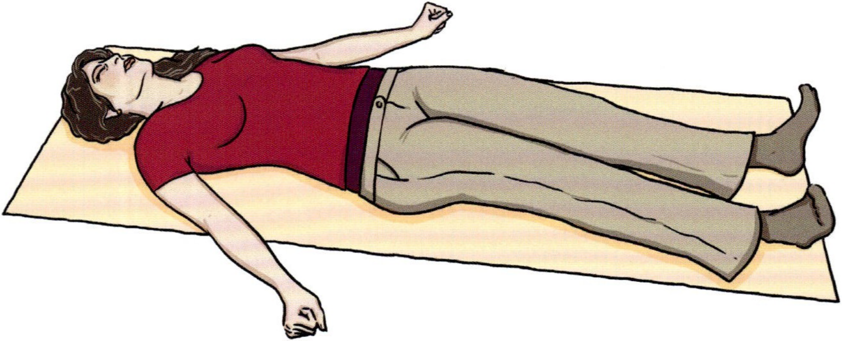

Anspannen um loszulassen

Lege dich bequem und flach auf den Rücken. Bei dieser Übung geht es darum, nacheinander verschiedene Muskeln bewusst für wenige Sekunden so fest es geht anzuspannen, um sie dann mit dem Ausatmen loszulassen. Nimm dir nach jeder Sequenz Zeit, in den entsprechenden Körperbereich hineinzuspüren.

Spanne nacheinander Füße und Waden an, dann beide Beine. Nun kneife die Pobacken und die Beckenmuskeln zusammen. Anschließend balle die Hände so fest es geht zu Fäusten, dann spanne beide Arme bis zur Schulter an, anschließend die Gesichtsmuskeln und den Hals. Zum Schluss spanne noch einmal den ganzen Körper kurz an.

Nimm nach jedem Loslassen wahr, wie all diese Körperteile jetzt aufliegen. Spüre hinein, ob sie nach der Anspannung weicher, weiter oder schwerer geworden sind. Nimm die feinsten Unterschiede wahr und genieße die Entspannung.

- **Wirkung**

Bewirkt ein tiefes Loslassen, vertieft das Körperbewusstsein.

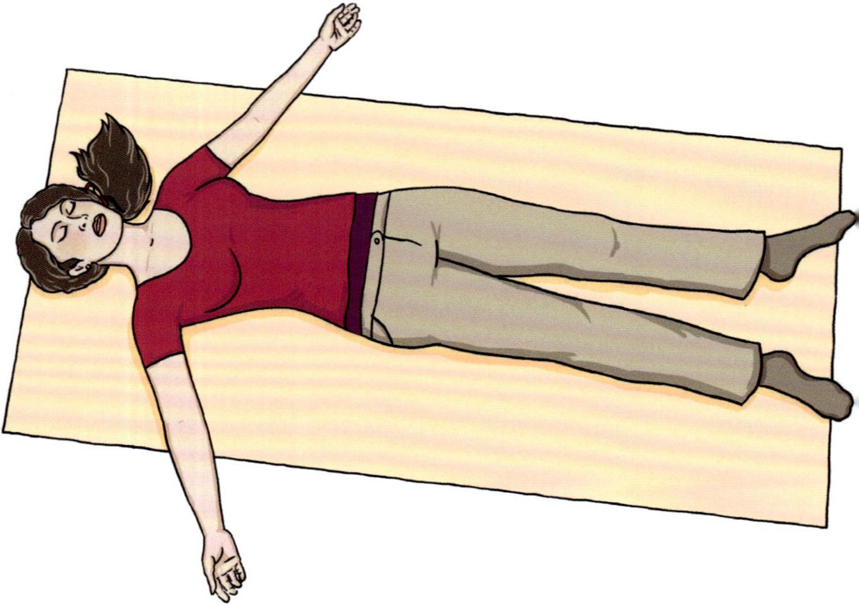

Nichts-Tun

Lege dich zum Abschluss mit geschlossenen Augen flach auf den Rücken und decke dich zu. Sollte das flache Liegen dir Rückenschmerzen bereiten, lege ein Kissen unter die Knie. Achte darauf, möglichst symmetrisch zu liegen. Die Arme lege zur Seite ab, so weit, dass die Hände ungefähr in Höhe deines Unterbauches liegen, die Handflächen nach oben. Die Beine liegen etwa hüftbreit auseinander, die Füße fallen entspannt nach außen. Lege deinen Kopf gerade ab, so als hätte jemand sanft an ihm gezogen. Schließe die Augen und lasse die Muskeln des Gesichts los. Nun gibt es nichts mehr zu tun. Bleibe 5–10 Minuten oder länger bewegungslos liegen, während dein Atem sanft und natürlich ein- und ausströmt. Schlafe dabei nicht ein, sondern bewahre eine stille Bewusstheit.

- **Wirkung**

In diesen Minuten des Nichts-Tuns kann soeben Erlebtes verarbeitet und integriert werden und tiefe körperliche und seelische Entspannung geschehen.

Nirgun W. Loh und Sakina K. Sievers

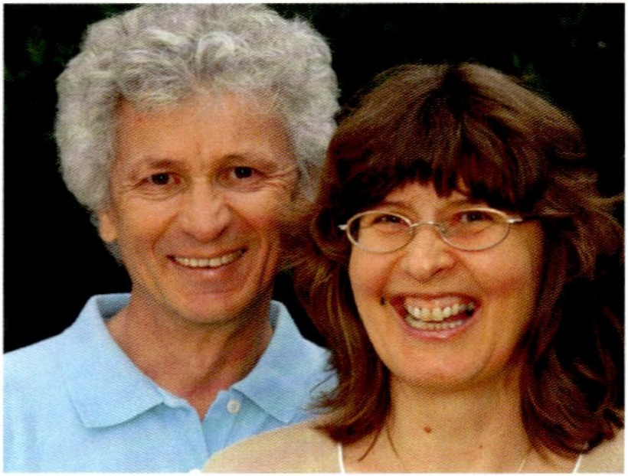

Die Bücher und Schaubilder der Autoren zu den taoistischen Fünf Elementen, zu Shiatsu, Akupressur und Do-In werden als Standardwerke in vielen körpertherapeutischen Fachausbildungen empfohlen. Leicht verständlich und anschaulich geschrieben, erfreuen sich ihre Bücher darüber hinaus immer größerer Beliebtheit bei interessierten Laien.

Gemeinsam leiten Sakina und Nirgun das ShenDo Institut und unterrichten Shiatsu und Akupressur. In ihrem wunderschönen Seminarhaus in Stellshagen nahe der Ostsee bieten sie Kurse für Gesundheit und Lebensfreude sowie Meditationsretreats an.

Nirgun arbeitet seit vielen Jahren als Heilpraktiker im TAO Gesundheitszentrum im Gutshaus Stellshagen mit Schwerpunkt Shiatsu und Chinesische Medizin.

ShenDo Shiatsu Ausbildungen bundesweit

im Norden und Osten	www.shendo-shiatsu-institut.de
im Westen	www.shendo-shiatsu-west.de
im Süden	www.shendo-shiatsu-schule.de

Seminare für Gesundheit, Lebensfreude und Meditation

www.shendo-verlag-institut.de

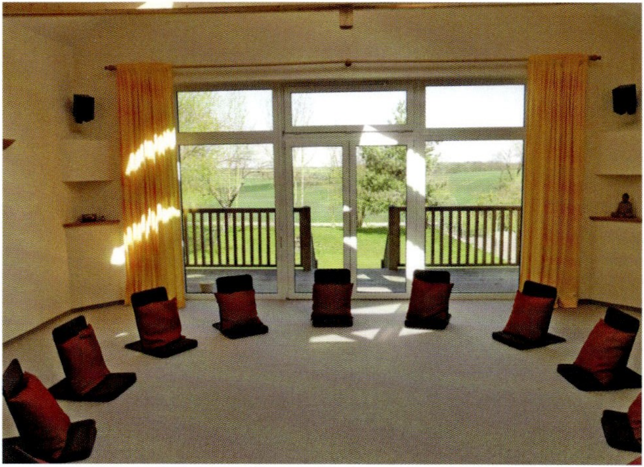

www.shendo-verlag-institut.de

ShenDo Verlag

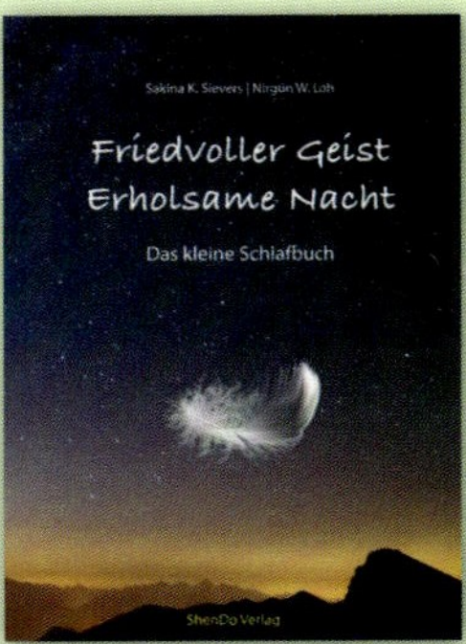

Sakina K. Sievers | Nirgun W. Loh

Friedvoller Geist – Erholsame Nacht
Das kleine Schlafbuch

52 Seiten, broschiert, 21 x 14,8 cm
vierfarbig, viele Fotos und Abbildungen

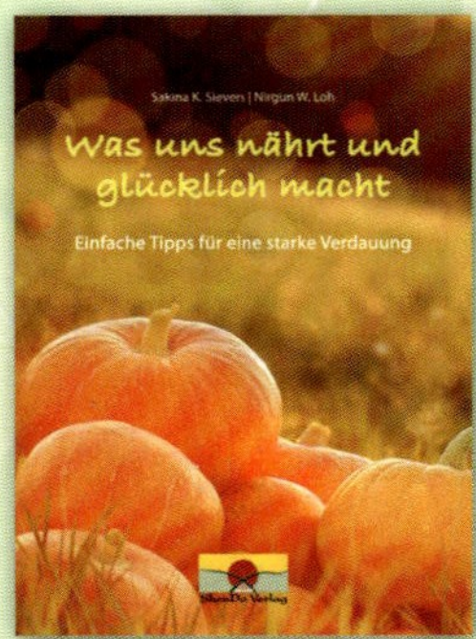

Sakina K. Sievers | Nirgun W. Loh

Was uns nährt und glücklich macht
Einfache Tipps für eine starke Verdauung

60 Seiten, broschiert, 21 x 14,8 cm
vierfarbig, viele Fotos und Abbildungen

ShenDo Verlag